RÉNOVATION

DE

LA SCIENCE MÉDICALE

PAR

LE DOCTEUR VRIES

Traduit du Hollandais.

La verdad, come olio,
siempre anda en so.

INTRODUCTION. — TABLE DES MATIÈRES.

(DEUXIEME TIRAGE)

L'ouvrage sera publié dans les premiers jours du mois de juillet.

CE PROSPECTUS

CONTENANT L'INTRODUCTION ET LA TABLE DES MATIÈRES

Se distribue gratis chez le Docteur VRIES, rue de Rivoli, N° 180.

PARI . — IMPRIMERIE G.-A. PINARD
9, COUR DES MIRACLES.

1859

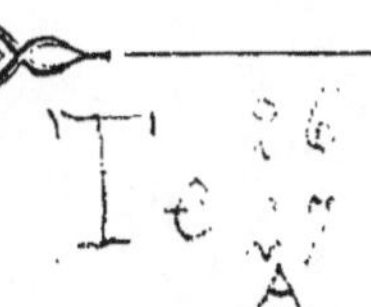

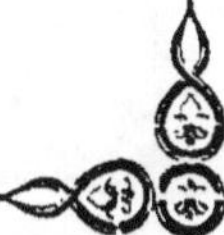

RÉNOVATION

DE

LA SCIENCE MÉDICALE

PAR

LE DOCTEUR VRIES

Traduit du Hollandais.

La verdad, como olio,
siempre anda en so.

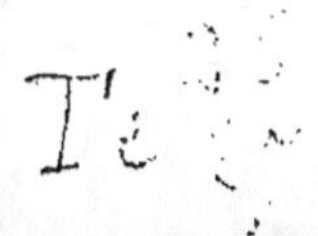

INTRODUCTION. — TABLE DES MATIÈRES.

L'ouvrage sera publié dans les premiers jours du mois de juillet.

CE PROSPECTUS

CONTENANT L'INTRODUCTION ET LA TABLE DES MATIÈRES

Se distribue gratis chez le Docteur VRIES, rue de Rivoli, N° 180.

PARIS. — IMPRIMERIE C.-A. PINARD

9, COUR DES MIRACLES.

1859

RÉNOVATION

DE

LA SCIENCE MÉDICALE

Par le Docteur VRIES

TRADUIT DU HOLLANDAIS.

INTRODUCTION.

La médecine a pris, depuis un demi-siècle, mais surtout de nos jours, des formes doctrinales qui l'ont élevée, si nous nous bornons à tenir compte du rang qu'elle occupe comme science, mais qui ont circonscrit et peut-être diminué les services qu'elle peut rendre, comme art, à l'humanité.

Il ne m'appartient pas de blâmer ces tendances, mais c'est un fait que je suis obligé de constater.

Il s'est passé pour l'art médical quelque chose d'analogue à ce qui a eu lieu pour les langues : les idiomes se sont formés peu à peu ; l'usage a adopté certains mots et en a rejeté d'autres ; certaines formes, certaines modifications ont prévalu, et alors, mais alors seulement, sont venus des linguistes qui ont codifié le langage dans des grammaires, et des lexicographes qui ont réuni dans des dictionnaires les mots adoptés.

Il en a été de même pour la médecine. L'homme, après sa chute, s'est vu assailli par des maladies diverses. L'expérience, l'observation, lui ont enseigné peu à peu des remèdes qui ont triomphé des maux qu'il éprouvait ou qui ont du moins allégé ses souffrances. C'est la réunion de ces remèdes, de ces antidotes, s'il faut employer le mot propre, qui a constitué l'art médical, et les premiers, les meilleurs médecins ont été les observateurs qui ont su réunir le plus grand nombre de ces antidotes et les appliquer avec le plus de discernement.

La science de nos jours qualifie dédaigneusement du nom d'empiriques ces observateurs patients qui ont jeté les fondements de la véritable science médicale, tandis que les médecins les plus célèbres de l'école moderne n'ont eu qu'à établir un corps de doctrine en réunissant et en classant, d'après des méthodes diverses, les observations de leurs prédécesseurs.

Certes, il n'entre pas dans ma pensée de diminuer la gloire qui se rattache au nom de ces législateurs médicaux, mais le reproche que j'entends souvent adresser à l'Académie française, dont le dictionnaire retarde toujours sur la marche progressive de la langue, ce reproche s'applique avec bien plus de force et d'énergie à la médecine, si nous la considérons comme l'ensemble des doctrines qui constituent la science médicale.

En effet, les représentants les plus élevés de ces doctrines, — convaincus que leur code a réuni toutes les observations et s'est assimilé tous les remèdes, — dénient systématiquement la possibilité d'observations en désaccord avec les principes par eux codifiés, et ne veulent point reconnaître l'efficacité de médicaments qu'ils n'ont point classés dans leur thérapeutique. De là, la guerre acharnée de la médecine contre ce qu'elle nomme l'empirisme, comme si ce n'était pas l'empirisme qui a fondé l'art médical et qui chaque jour enrichit l'art de guérir de médicaments que la doctrine est contrainte d'adopter, comme l'Académie française est obligée de donner droit de bourgeoisie à certaines expressions d'abord dédaigneusement rejetées.

Pour ne citer à ce sujet qu'un exemple, mais un exemple frappant de l'esprit d'exclusivisme qui anime les corps savants, faut-il rappeler que le 3 août 1566, la Faculté de médecine de Paris, réunie en assemblée générale, décréta solennellement que l'antimoine était un poison, et qu'aucune de ses préparations ne pouvait, *sans danger*, être administrée à l'intérieur ?

Faut-il rappeler que le 18 octobre 1615, la même Faculté, convoquée également en assemblée générale, — et la messe ouïe, — afin de donner un caractère encore plus solennel à la décision qu'elle allait prendre, décrétait, toujours à l'unanimité, que plusieurs médicaments, parmi lesquels les composés d'antimoine, devaient être sévèrement condamnés, sévèrement interdits ?

Faut-il rappeler que dans le même arrêt, la Faculté exhortait les juges à *punir très-sévèrement* ceux qui prescriraient ou mettraient en vente ces médicaments, — parmi lesquels se trouvaient les composés d'antimoine ?

Faut-il rappeler qu'alors la civilisation n'était pas assez avancée pour que l'autorité invoquée pût se croire dispensée d'agir, et que chaque arrêt de la Faculté, — y compris ceux qui proscrivaient l'usage de l'antimoine et de ses composés, — était consacré par un arrêt du Parlement?

Faut-il rappeler qu'il fallut un siècle pour éclairer la Faculté sur l'erreur qu'elle avait commise, et que ce fut en 1666, — juste cent ans après avoir décrété à l'*unanimité* que l'antimoine était un poison, — que la Faculté décida, à la majorité de 92 voix contre 8, qu'il était urgent de lever la prohibition qui frappait l'antimoine et ses composés?

Faut-il enfin rappeler qu'il dut intervenir un nouvel arrêt du Parlement, toujours à la demande de la Faculté de médecine, pour permettre à tous docteurs de se servir de vin émétique pour la cure des maladies, « d'en escrire et disputer?..... »

Tout ce qui n'est pas pour nous est contre nous est donc bien une maxime qui s'applique avec une variante, plutôt de mots que de sens, à la doctrine scientifique, telle qu'elle se comprend par les corporations savantes, et l'on pourrait, sans risquer de se tromper beaucoup, clouer sur le frontispice de nos écoles ces mots caractéristiques : *Tout ce qui ne s'enseigne pas ici n'existe point,* ou, d'une manière plus concise : *Hors d'ici point de science.*

Et cependant combien la science acquise est-elle encore petite en présence de la science qui reste à acquérir ! et avec quelle justesse la médecine devrait-elle dire avec un philosophe célèbre : *Ce que je sais le mieux, c'est que je ne sais rien !*

Comment ! vous avez érigé en doctrine exclusive les observations que vous ont léguées les médecins ou, pour parler exactement, les empiriques, vos devanciers et vos maîtres, — et vous ne

vous êtes pas dit que ces observations ne s'appli-
quaient qu'à un petit coin de terre, si vous tenez
compte de l'étendue des deux hémisphères ! —
Vous avez établi une thérapeutique que vous pré-
tendez complète, et vous ne connaissez pas les
propriétés des plantes les plus nombreuses qui
constituent la végétation luxuriante du Nouveau-
Monde ! Bien plus, vous ignorez même les propriétés de la plupart de celles que chaque jour vous
écrasez d'un pied dédaigneux dans votre propre
pays ! Ah ! Messieurs les doctrinaires en médecine,
que vous feriez mieux d'être plus humbles et de vous
rappeler que l'action des meilleurs de vos médicaments, c'est à ceux que vous appelez des Sauvages
que vous en devez la révélation ! Vous n'ignorez
pas cependant que les nègres des côtes africaines
ont des spécifiques dont vous vous gardez bien
soigneusement de publier les effets, parce que votre
science circonscrite n'a pas su deviner la composi-
tion de ces antidotes, et vous savez fort bien que
les Indiens se sont transmis à travers les siècles, et
de génération en génération , le secret de guérir

radicalement des maladies que doctoralement vous déclarez incurables, par cela seul que vous ne savez pas les guérir !

Un peu plus de modestie et un peu moins d'exclusivisme conviendraient certes mieux aux représentants d'une science encore si arriérée, et comme le paganisme réservait dans sa théogonie une large place *aux dieux inconnus*, la médecine devrait tenir les portes de son enseignement largement ouvertes pour les faits nouveaux, les doctrines inconnues que doivent lui apporter le contact, sans cesse plus fréquent, des habitants des deux mondes, et la révélation de faits mystérieux dont ses limites étroites ne lui permettent même pas aujourd'hui de reconnaître publiquement l'existence.

C'est l'étude de ces plantes inconnues en Europe, la révélation de leurs propriétés, et la connaissance de quelques-uns des secrets constituant la médecine hindoue, qui m'ont permis d'entrer dans une voie nouvelle. Après avoir consciencieusement étudié la médecine telle qu'on l'enseigne dans les écoles, j'ai pu juger de son insuffisance comme théorie scientifique, de son impuissance comme art pratique, et, après en avoir conservé quelques principes par un ecclectisme raisonné, j'ai créé une doctrine nouvelle dont l'ensemble constituera une véritable rénovation médicale.

TABLE DES MATIÈRES

QUI SERONT CONTENUES

DANS LA RÉNOVATION DE LA SCIENCE MÉDICALE

PAR LE DOCTEUR VRIES.

INTRODUCTION.

PREMIÈRE PARTIE.

Simplification de la science médicale, débarrassée d'éléments parasites.

Découverte de causes, restées inconnues jusqu'ici, qui produisent dans diverses maladies des symptômes qui étonnent et égarent les meilleurs praticiens. Dans l'ignorance de ces causes, ces maladies, traitées d'après la doctrine actuelle, exigent une médication de plus en plus énergique, ou des modifications de traitement fréquemment répétées et des essais dangereux, ce qui finit par changer la nature de la maladie, ruiner la constitution et rendre le mal incurable.

Innovations dans la méthode d'Hahnemann, le fondateur de l'Homœopathie. — Introduction de la lèpre dans un corps sain et guérison des lépreux par les mêmes médicaments. — Administration des médicaments à des doses très-petites.

Circulation d'un fluide électrique animal d'un corps sain vers un corps malade, système complétement nouveau.

Inutilité d'un grand nombre de médicaments dont l'Allopathie fait usage. — Modification des propriétés de ceux (règne animal, règne végétal, règne minéral) que conserve la méthode nouvelle.

Division des médicaments d'après les trois règnes de la nature, d'après leurs propriétés les plus facilement perceptibles, et leur action sur le corps humain.

Introduction dans la thérapeutique de plantes appartenant au

Nouveau-Monde, ayant des propriétés inconnues en Europe. — Indication des propriétés de plantes d'Europe dont l'action est restée inconnue. — Indication des propriétés de certains minéraux.

Introduction du calorimètre médical destiné à l'examen des affections internes.

Augmentation de la puissance du tourniquet médical.

Introduction d'un instrument destiné à faciliter l'opération de la cataracte, tout en la rendant moins dangereuse.

Traitement de l'éléphantiasis, des sarcocèles et des cancers. — Inutilité du bistouri, qui aggrave la nature du mal, qui provoque des inflammations, la gangrène et enfin la mort.

Nouvelle méthode pour le traitement des phthisies. — Introduction de médicaments dans la poitrine par une action mécanique.

Guérison des rhumatismes, de la goutte, de la paralysie. — Démonstration de la cause des paralysies.

Maladies urinaires, — leur guérison.

Crampes, douleurs d'entrailles, apoplexie (nouvelle méthode).

Antidote contre l'ictère (jaunisse.)

Nouvelle méthode pour les accouchements.

Opération (nouvelle) de la cataracte.

Nouvelle méthode dans le traitement des fractures. — Tourniquet, éclisses et bandages nouveaux.

Vaccination contre les morsures venimeuses des serpents.

Le secret de l'embaumement des Egyptiens retrouvé.

Supériorité de la méthode nouvelle sur la doctrine de l'Ecole.

DEUXIÈME PARTIE.

Notice historique.

Guérison de l'éléphantiasis, maladie qui a toujours été regardée comme incurable depuis Hippocrate jusqu'à nos jours.

Expériences sur des cas d'éléphantiasis dans la Guyane anglaise. — Guérison complète. — Expériences sur des cas de la même maladie à la Trinité. — Commission nommée pour suivre ces expériences, composée uniquement de médecins. — Effets de la jalousie professionnelle. — Succès des expériences. — Exposition publique des personnes guéries pour prouver l'efficacité du traitement.

Expériences sur des cas de lèpre. — Amélioration importante. Eloges des journaux.

Arrivée en Angleterre. — Les expériences suspendues à *Cancerous-House*.

Arrivée en France. — Proposition à l'Académie de médecine de prouver l'efficacité de la méthode du docteur Vries pour la guérison de certaines maladies réputées incurables. — Correspondance avec le directeur général de la douane pour l'introduction de plantes médicinales étrangères, d'extraits, de teintures, etc.

Hôpital Saint-Louis. — Expériences couronnées de succès. — Le docteur Bazin. — Un dilemme posé à M. Bazin.

Guérisons nombreuses de malades abandonnés par les autres médecins.

Guérison de M. Sax.

Hospice de la Charité. — Détails sur le commencement des expériences pour la guérison des affections cancéreuses.

Brochures. — Les journaux politiques, les journaux de médecine.

Entraves suscitées à la Charité. — Conduite des internes. — Craintes de M. Velpeau.

Rapport à l'Académie de médecine.

Défense de continuer les expériences à la Charité.

Réponse au Rapport.

Conséquences du Rapport. — L'opinion publique se prononce contre la conduite de M. Velpeau. — Effets produits sur les malades par la lecture du Rapport : révolution physique et morale suivie d'hémorrhagies, d'inflammations et même de mort chez plusieurs malades.

La véritable charité.—Les malades abandonnés dans les hospices viennent solliciter les soins du docteur Vries. — Les malades abandonnés de tous les médecins viennent lui demander sinon leur guérison, du moins l'adoucissement de leurs souffrances.

Attaques occultes et ouvertes. — Fermeté du docteur Vries. — Mépris des injures.

Appel aux médecins, aux étudiants, aux botanistes, aux pharmaciens qui voudront s'inspirer de la science médicale nouvelle à Paris, pour répandre ses bienfaits dans l'univers, en coopérant à la guérison des maladies réputées incurables par toutes les Ecoles.

Fondation d'une pharmacie universelle. — Dépôt central de la médecine nouvelle à Paris.

Fondation à Paris de maisons de santé pour le traitement de la lèpre, des cancers et des maladies de poitrine.

Missions médicales dans les colonies pour la guérison des maladies réputées incurables.

TROISIÈME PARTIE.

Annexes.

1° Correspondances, certificats relatifs à divers cas de guérisons opérées par la méthode nouvelle.

2° Correspondances, certificats, déclarations émanant de personnes appartenant à toutes les classes de la société, et relatifs à des affections cancéreuses, traitées vainement par les diverses méthodes pratiquées en Europe, affections qui sont maintenant guéries ou en voie de guérison.

3° Liste des maladies devant lesquelles toutes les facultés de l'Europe doivent reconnaître leur impuissance, les antidotes étant restés *jusqu'ici* inconnus.

———

Voici cette liste :

Lèpre, éléphantiasis, sarcocèles, cancers, hydropisies, maladies de la peau, maladies des glandes, rhumatismes, gouttes, œdèmes, ophthalmies, ulcères, dyssenteries, bronchites, asthmes, maladies provenant de la bile, phthisies, inflammation des poumons, hémoptisies (crachements du sang), gangrène, folie, hydrophobie, paralysies, maladies d'entrailles, phlegmasies, etc.

———